MANUEL MÉDICAL

HOMŒOPATHIQUE

AUX COLONS ALGÉRIENS

MANUEL MÉDICAL

HOMOEOPATHIQUE

TRAITEMENT

De la Fièvre intermittente

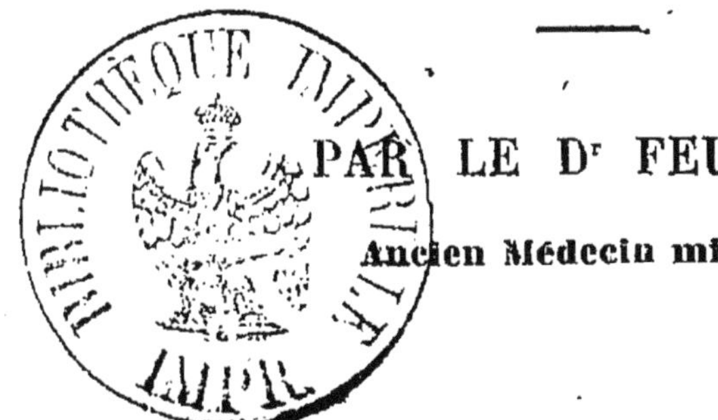

PAR LE Dr FEUILLET

Ancien Médecin militaire

Vitam impendere vero

SE TROUVE

A ALGER : CHEZ L'AUTEUR, RUE DE NEMOURS, 14

Chez les principaux libraires de l'Algérie et chez les pharmaciens homœopathes :

M. DEFRANCE, rue Bab-Azoun, 3.

M. BISSACANI, place du Gouvernement, maison Sarlande.

1860

AVANT-PROPOS

Un livre manque au Colon algérien : c'est un Manuel médical qui lui apprenne à traiter, sans l'aide du médecin et sans frais, les maladies que le climat algérien lui fait subir. Ce livre, l'Homœopathie peut le faire ; ce résultat, l'Homœopathie l'obtient chaque jour et en réserve le bienfait à tous ceux qui appliquent ses préceptes.

Je commence aujourd'hui ce livre par le traitement de la Fièvre intermittente. Plus tard, je le complèterai par l'examen des autres maladies, filles du climat, la dyssenterie, l'hépatite, les ophthalmies, les éruptions furonculeuses, etc. Ces divers traités réunis formeront un *Manuel médical* qui sera à la portée de l'intelligence la plus ordinaire et de la bourse la plus modeste, et deviendra le *vade-mecum* de chaque Colon algérien.

INTRODUCTION

La santé est non-seulement le premier des biens, mais la condition nécessaire de la recherche des autres. L'Algérie, arène d'un travail pénible, où tout est obstacle, — habitudes antérieures, mauvaise éducation hygiénique, sol à défrichements mortels , climat étrange, nationalités diverses inharmoniques entre elles, souvenirs nostalgiques de la mère-patrie, — inorganisation des éléments d'une bienfaisante colonisation, insuffisance des ressources de l'art dont l'opportunité est le premier mérite et le plus rare aussi, misères matérielles et morales en somme, qui amollissent le corps et par suite abâtardissent l'âme, — l'Algérie veut que cet axiôme devienne la réalité pour elle, car il est le pivot, la clé de voûte de tout,—colonisation, travail, production, richesses ; — l'Algérie *ne sera* que si cet axiôme est traduit en fait. — C'est un monument à élever, j'apporte ma pierre.

Je fais donc ce livre pour le colon algérien,

parce qu'il est la portion la plus intéressante et la plus nécessaire de la population, parce que, le plus souvent, il est éloigné des centres où des secours immédiats sont faciles, — parce que le fléau de la maladie est pour lui une souffrance et un temps d'arrêt dans le travail, parce que le traitement ordinaire est long, coûteux, dangereux et imparfait, parce que ses convalescences interminables et ses rechûtes intermittentes tuent sa santé et sa fortune, parce qu'enfin, déshérité de sa part légitime de jouissances, le travailleur doit, selon les lois éternelles de compensation, être appelé, préférablement à l'oisif, à profiter du bienfait qu'Hahnemann, le créateur de l'homœopathie, a donné au monde.

Seize ans de pratique médicale, dont dix consacrés exclusivement à l'homœopathie, dans les trois provinces de l'Algérie, m'ont fourni la mesure du mal qui ronge nos populations et paralyse leurs efforts.—Est-il besoin, d'ailleurs, de prouver et la fréquence et la gravité des fièvres intermittentes, ainsi que le danger de leur médication actuelle? — Est-il besoin de demander à la statistique la preuve par chiffres de la mortalité, — des maladies graves, des convalescences interminables qui reconnaissent pour cause l'infection miasmatique paludéenne, ainsi que des insuccès notoires et des résultats néfastes de l'emploi immodéré du sulfate de quinine ? — Toute la Colonie ne se lève-t-elle point, sombre et menaçante dans son unanimité, pour maudire à la fois le mal et le remède ?

Oui, il faut le dire bien haut, la fièvre décime l'Algérie pendant cinq mois de l'année. Ceux qu'elle ne tue pas, on les voit malingres, souffreteux, hydropiques et sourds. Quelques-uns, les plus favorisés, regagnent leur pays où parfois la santé leur est rendue; la plupart étiolés, blafards, anémiques, se traînent de leurs gourbis aux hôpitaux dont ils font la plus fidèle clientèle et dont ils remplissent le martyrologe.

Voilà le ver rongeur qui tue notre Colonie. — A quoi servirait-il de le cacher ? Craint-on d'effrayer la population actuelle ou de paralyser la bonne volonté des pionniers du lendemain ? Question secondaire, après tout, primée par celle de la recherche des moyens de combattre le mal.

Guérir la fièvre intermittente sans sulfate de quinine, très-cher et dangereux aux doses énormes que son inefficacité relative appelle, supprimer à la fois et d'un coup les maladies et les convalescences qui dérivent du mal et du remède, diminuer largement le chiffre de la mortalité, — tel est le problême que l'homœopathie pose et qu'elle a résolu.

Quelles doivent être les conditions de cette œuvre médicale, remise aux mains des malades eux-mêmes ?

1° Diagnostic facile de la maladie ;

2° Recherche prompte et facile du remède approprié ;

3° Résultat certain ;— guérison, pas de convalescence ;

4° Procédé d'exécution à la portée de tous ;

5° Dépense presque nulle ;

6° Suppression absolue de toute autre médication ;

7° Préservation de la fièvre intermittente.

DU TRAITEMENT HOMOEOPATHIQUE

DE LA

FIÈVRE INTERMITTENTE

Ce travail n'est pas élaboré au point de vue théorique,— il est simplement pratique. Je le fais non pour les savants, mais pour le peuple. — Clarté et précision, voilà les qualités qu'il doit avoir.

§ Ier

DIAGNOSTIC FACILE DE LA MALADIE

La fièvre intermittente que tout le monde connait se montre sous plusieurs formes. La plus ordinaire est celle-ci : Trois périodes distinctes, celle du froid ou des frissons,— celle de la chaleur, celle de la sueur.— Ces périodes peuvent intervertir leur ordre d'apparution ou se mêler l'une à l'autre.— Quelquefois l'une ou l'autre fait défaut.

Souvent l'accès se complique de plusieurs symptômes graves qui le font désigner du nom d'accès pernicieux.

Les accès se reproduisent assez régulièrement tantôt tous les jours, (fièvre quotidienne), tantôt tous les deux jours, (fièvre tierce), tantôt tous les trois jours, (fièvre quatre). Puis il y a la double quotidienne (deux accès par jour),— la double tierce, etc.

Il y a aussi des fièvres remittentes, c'est-à-dire des fièvres continues qui ont, à intervalles réguliers, des redoublements, des accès plus ou moins caractérisés.

Enfin, il y a quelquefois aussi des fièvres dites latentes, larvées, dont on ne discerne pas de suite les accès.— Cependant, on remarque presque toujours chez elles, à certains intervalles, un redoublement des symptômes qui les caractérisent. Mais l'homœopathie n'a point à se préoccuper de cela, puisque, comme nous le verrons, elle ne doit s'intéresser qu'aux symptômes apparents. — Il y a à considérer deux faits importants qui constituent l'essence de la fièvre intermittente : 1° un certain trouble initial porté dans l'organisme, traduit par des maux de tête, la langue chargée, des selles irrégulières et anormales, etc., etc.; 2° l'acte d'imprégnation miasmatique qui frappe alors cet organisme troublé et donne son cachet d'intermittence aux accidents dont il est le théâtre. — C'est sur cette seule donnée toute d'observation qu'est fondée la médication fébrifuge homœopathique.

En effet, la maladie n'existerait pas, si le miasme, de quelque nature qu'il fut, n'avait trouvé un organisme apte à le recevoir. — Détruire cette prédisposition, c'est détruire la fièvre, car la fièvre consiste essentiellement non dans l'intermittence, mais dans les désordres qui l'ont fait naître. — *Naturam morborum ostendit curatio.* — Si la spécialité du traitement et, par suite, la guérison démontrent la nature de la maladie, la médication homœopathique ne s'adressant qu'aux symptômes morbides, il faut en conclure que le point essentiel à atteindre n'est point l'intermittence à laquelle on oppose le sulfate de quinine, mais bien les troubles vitaux dont elle est la conséquence.

C'est donc d'abord à ces troubles apparents de chaque cas particulier qu'il faut appliquer la médication. — Vient ensuite parfois l'utilité de rompre l'intermittence, — ce à quoi suffisent parfaitement quelques médicaments appropriés.

§ II

RECHERCHE PROMPTE ET FACILE DU REMÈDE APPROPRIÉ

Les principaux médicaments à administrer dans la plupart des accès, — sont les suivants :

Bellad.,— Ipeca,— métall, alb.

D'autrent trouvent assez rarement leur emploi ;— ce sont *Carbo.-veget.*, *China*, *Nux vomica*; plus rarement encore, *Opium*, *rhus* et *Veratrum*. Enfin nous admettons comme antipériodiques : 1° *Capsic. Jam.*, — 2° *poudre quinique* à la 10me atténuation.

Il est presque inutile de donner le tableau complet des symptômes afférents à chaque médicament.— Il suffit de préciser les symptômes dominants, la caractéristique.

Si, par exemple, l'accès a lieu avec les signes suivants : *maux de tête violents, somnolence* agitée, *délire*, rêves pénibles, — étourdissements continuels ou en faisant des mouvements,—face pâle,— *Bellad.* est certainement le remède approprié au mal.

S'il y a *soif extrême, ardeur brulante* en général et surtout au *creux de l'estomac,*— respiration gênée, *diarrhée,— fatigue notable, agitation,— vomissements,— Métall. alb.* convient.

S'il y a bouche pâteuse ou *amère*, langue *jau-*

nâtre, — nausées et *vomissements bilieux*, — *diarrhée jaunâtre*, — *Ipeca* modifiera promptement l'état.

Si l'accès a lieu *le soir* ou la nuit, avec *soif pendant les frissons* seulement, vertiges et nausées, — *faiblesse extrême : Carbo-veg.*

Si *frissons alternent avec la chaleur*; *soif nulle pendant les frissons*; pâleur pendant les frissons; rougeur de la face pendant la chaleur; *faim*; — teint jaunâtre après les accès; — douleurs et *gonflement de la rate* ou du foie : — *China.*

Si *frissons mêlés à la chaleur*, besoin d'être couvert, même pendant la chaleur; pendant les frissons, peau, mains et pieds, *visage* ou *ongles froids et bleuâtres*; chaleur à la face et soif; *désir de bière*, — vertiges, angoisses et *constipation* : — *Nux vomica.*

Si pendant les frissons, *douleurs dans les membres*; — vertiges; mal aux dents; — éruption *urticaire;* (gonflements rouges de la peau, comme par piqûre de l'ortie.) — pendant ou entre les accès, tressaillements convulsifs, *ictère* (jaunisse); douleurs moindre *en marchant* : — *Rhus tox.*

Si froid externe et *sueurs froides; urines rouge-foncé*; — frissons avec nausées; constipation; *vomissements avec diarrhée;* — symptômes cholériformes : — *Veratrum.*

Si *sommeil comateux, ronflement* avec bouche

ouverte, *face rouge*, tressaillements convulsifs, sueurs chaudes, *selles et urines supprimées* : — *Opium*.

Il est facile d'apercevoir dans l'ensemble des symptômes d'un médicament ceux qui constituent sa *caractéristique*.

Ainsi, pour *Bellad*, somnolence, maux de tête, délire ;

Ipeca, symptômes bilieux, vomissements, selles bilieuses ;

Metall., soif ardente, chaleur brûlante à l'épigastre, grande faiblesse, courbature, diarrhée ;

Carb.-veg., faiblesse extrême, accès le soir, soif pendant le froid ;

China, froid et chaleur alternants, faim, pas de soif pendant les frissons, gonflement de la rate ;

Nux. vom., froid bleuâtre à la face et aux ongles, besoin d'être couvert, frissons et chaleurs mêlées, désir de la bière, constipation ;

Rhus., douleurs dans les membres, urticaire, jaunisse, amélioration par le mouvement ;

Veratr., froid général, sueurs froides, vomissements avec diarrhée ;

Opium, sommeil comateux, ronflement, face rouge, suppression des sécrétions naturelles.

§ III

RÉSULTAT CERTAIN, GUÉRISON, PAS DE CONVALESCENCE

Quoi de plus facile que le choix du médicament? — Les symptômes sont nettement établis, — le mode d'administration des doses est simple, — quelle intelligence n'est pas à la hauteur de cette tâche?

Or, il faut le dire, la médecine ne sera une véritable science que lorsqu'on pourra la dépouiller de ses voiles mystérieux et que *le premier venu* aura la faculté de la comprendre et de l'appliquer. Tant pis ponr les orgueils intéressés au maintien des vieilles coutumes du passé! Le médecin s'est dejà débarrassé de sa toge, il parle le langage de tous ; — en est-il moins respecté quand il sait accomplir le bien ?

Pour les accès simples, tous ces médicaments peuvent être mis à contribution ; — quant aux accès graves, on a vu ceux d'entr'eux qu'ils appellent : *Bellad., opium, metall., veratr.* — Quelque gravité qu'ait la crise fébrile, l'action favorable du remède ne tardera pas à se faire sentir, et bien mieux, il est à noter que plus le danger est pressant, plus décisive et plus prompte est cette action.

Une remarque en passant : L'ancienne médecine à quinine ne songe guère à rompre lance contre les symptômes même de la fièvre. « Rien à « faire, dit-elle, pendant un accès. » L'homœopathie, au contraire, lutte surtout pendant l'accès, et quand elle a fait céder quelques-uns des accidents qui le caractérisent, elle a vaincu la fièvre elle-même. — Parfois cependant, dans certaines conditions d'organisme délabré, à réactions faibles et aussi d'ancienneté de la fièvre, les accès, tout en perdant de leur gravité, persistent au-delà d'une certaine mesure. — Ces faits se produisent surtout en plein pays de marais, où la violence de l'intoxication et aussi sa continuité prolongent volontiers le combat. Dans ces cas, et quelquefois aussi dans les simples, il est utile de donner *capsic. jam.*, voire la quinine à doses très-faibles, le 10e environ de la quantité ordinaire.

Que l'allopathie ne triomphe pas encore et ne crie pas à la palinodie! Oui, la quinine est, comme le mercure, comme l'arsenic, un précieux médicament, mais dans des mains plus habiles que les siennes, mais surtout dans de certaines conditions d'expériee qu'elle a dédaignées jusqu'à présent.—En effet, ne prescrit-on pas la quinine à tout propos, pour tous les cas possibles, pour tous les organismes? Ne la jette-t-on pas à pleines mains même sur les maladies aigües d'Afrique, dyssenterie, ou fluxion de poitrine, ou hépatite? N'est-ce pas la panacée

universelle?— L'homœopathie, elle, a fait pour
la quinine comme pour les autres médicaments;
— elle l'a expérimentée,— elle a trouvé le vrai
cachet de sa supériorité fébrifuge, et, en le don-
nant dans certains cas parfaitement circons-
crits, elle ne dévie pas de sa marche qu'éclaire
toujours le flambeau de l'observation.

Aussi, qu'arrive-t-il de cette insoucieuse pro-
digalité de l'allopathie et de ses suites malheu-
reuses sur les malades? — Le discrédit général
du médicament.— Quel est le fiévreux qui n'a
pas peur de la quinine qu'il va prendre? Quel
est celui qui ne la maudit pas au point de lui
reprocher l'origine de ses engorgements du
ventre, de ses insomnies, de ses maux de tête,
de sa surdité?— Et avec raison le fait-il, car ce
remède est coupable, sinon par lui-même, au
moins pour avoir respecté la cause de la maladie, qui, l'intermittence éloignée, maîtresse du
terrain, y a tranquillement exercé ses ravages.
S'il en était autrement, comment expliquer l'ab-
sence absolue de tous ces désordres consécutifs
chez les sujets de l'homœopathie, dont le nom-
bre, grand déjà, fait preuve,— et surtout la
guérison par les globules des invalides de la
quinine?

L'homœopathie nierait-elle, par hasard, di-
rait-on, les nombreux cas de guérison obtenus
par le sel antipériodique?— Non, certes, répond-

elle, et c'est là peut-être le reproche le plus...
scientifique qu'elle puisse lancer à son adver-
saire. Comment ! vous avez entre les mains un si
puissant moyen que par lui vous guérissez déjà,
soit, si vous le voulez, la moitié de vos malades,
et vous ne savez pas encore en vertu de quoi il
les guérit ? Et quand, pour l'autre moitié, vous
constatez l'insuccès de la quinine, vous ne savez
pas davantage la loi qui doit vous guider dans la
recherche d'autres fébrifuges ? Sera-ce l'arsenic ? la salicine ? le chlorure de sodium ? et tant
d'autres ?....

Pourquoi les donnerez-vous ? — Pourquoi
ne pas les donner ? — Je défie les prétendus
princes de la médécine de le dire...

Science sonore, mais creuse, — qui se paie
de mots, — *sesquipedalia verba* et ne s'appuie
sur aucun principe !...Le grand Bichat ne disait-
il pas que *la matière médicale n'était qu'un ensemble informe d'idées inexactes, d'observations
souvent puériles, de formules aussi bisarrement con-
çues que fastidieusement assemblées.* — N'est-elle
pas telle encore aujourd'hui ? — Debreyne s'é-
crie : « Pauvre médecine officielle du XIXe
siècle. » — M. Jean Raymond dit (*Gazette des
hôpitaux*, 31 oct. 1843) : « L'école médicale actuelle ne représente ni un principe, ni une méthode ; je dis plus, elle n'a pas d'enseignement.
— Et Magendie dit au collége de France (16

février 1846) : «... Si même je disais toute ma pensée, j'ajouterais que c'est surtout dans les hôpitaux où la médecine est le plus active que la mortalité est le plus considérable.» Ce qui signifie que la matière médicale est plus nuisible qu'utile. Qui, parmi les homœopathes, eut osé le dire ?

..... J'ai regret à pareille critique, car elle est inutile et pénible.—Pénible au point de vue des personnes dont l'honorabilité professionnelle est hors de conteste,—inutile au point de vue des principes qui n'existent pas.... Le docteur Père Debreyne se pose cette question : « A l'heure qu'il est, n'est-on pas dans l'anarchie et le chaos ? » — (1).

§ IV

PROCÉDÉ D'EXÉCUTION A LA PORTÉE DE TOUS

La préparation des médicaments homœopathiques est des plus simples.

Le médicament bien choisi, prendre un verre très propre dans lequel on met 10 cuillerées d'eau; y mettre 6 globules du tube qui porte le nom du remède,— les laisser fondre, couvrir le verre d'une feuille de papier, remuer la po-

(1) Essai sur les éléments morbides.— Paris 1849.

tion chaque fois qn'on s'en sert,— eu donner une cuillerée à bouche au malade, de deux en deux heures pendant les accès, de quatre en quatre heures, dés qu'il y a un mieux sensible, ou d'un accès à l'autre, et si toutefois il y a des accidents graves, *somnolence comateuse, délire, symptomes cholériformes*, une cuillerée de 1/2 en 1/2 heure.— On devra alterner aux mêmes intervalles deux médicaments, si l'état du malade les appelle.— Même pratique pour les enfants, si ce n'est qu'il suffit de 2 à 3 globules et d'une petite cuillerée.

Trois cuillerées suffisent habituellement pour modifier favorablement l'état le plus grave. Dès ce moment, il est important d'éloigner la prise des médicaments.

Si 3 cuillerées ne produisent aucun effet, le médicament est mal choisi,— il faut procéder sans retard à son remplacement.

Si le malade a de l'appétit, les cuillerées devront être données soit une heure avant, soit deux heures après les repas.

La guérison survenue, il est bon de continuer pendant quelques jours la médication à raison d'une seule cuillerée matin et soir.

Les antipériodiques, *capsic. jam.* et *poudre quinique*, doivent, au cas peu probable où les accès persisteraient, être donnés de la manière suivante :

1° *Capsic. jam.* s'emploie pour les cas de fièvre qui correspondent à *Métall. alb.* et *Bellad.*, et surtout quand l'intermittence est peu réglée et que les accès devancent leur heure habituelle.—Quatre gouttes dans six cuillerées d'eau, une cuillerée deux heures après l'accès et deux heures au moins avant le moment de son retour.

2° *Poudre quinique* (0,15 trituré pendant trois heures avec du sucre de lait—préparation spéciale qui en active les qualités—quantité très faible exempte de toute action nuisible à l'organisme.) Emplir la petite cuiller qui accompagne la boîte-pharmacie,— et l'employer comme *Caps.*, — dans les cas où l'intermittence est franche, régulière.— Elle correspond aux accès qui appellent *ipeca, carb.-veg., opium, n. vom.*, etc. Elle a pour caractères spéciaux : Frissons l'après-midi et le soir,— vertiges,— amertume, nausées, diarrhée bilieuse,—sueurs abondantes, chaudes, faciles — faiblesse extrême, constipation, — somnolence, éblouissements, insomnie la nuit,— bourdonnements dans l'oreille gauche, avec surdité, etc.

A elle seule, sans doute, la quinine pourrait agir efficacement contre certains cas de fièvre et c'est ce qui explique péremptoirement ses succès allopathiques. Mais d'autres médicaments ont mieux qu'elle ces symptômes. C'est pourquoi elle n'a en homœopathie qu'un rôle secondaire à remplir. — Toutefois comme son intermittence est bien caractérisée, il faut l'utiliser lorsque les autres médicaments n'ont pas rompu la chaîne des accès, ce qui est rare. — Une considération majeure, celle de la dose, vaut qu'on s'y arrête. —Une dose énorme de ce sel, un ou deux grammes par exemple, gardera certainement son privilége d'antipériodique, mais décuplera son action toxique sur l'économie. — L'allopathie tue sans doute l'intermittence ainsi, mais, ou laisse le venin dans la plaie, puisque son remède n'y touche pas, ou ajoute au mal caché l'action résultant de sa dose.— Double écueil que l'homœopathie sait éviter.

Il est loyal ici de faire une observation importante en cas d'accès pernicieux.— Cette fièvre tue souvent au deuxième ou troisième accès. — Dans ce cas relativement rare, l'ennemi à combattre, c'est le retour des accès.—Il devient dès-lors essentiel d'employer le remède qui, d'après les lois homœopathiques même, est le plus antipériodique. La quinine devra donc être donnée à la dose de 2 décigrammes (2 cuillers) en une seule fois après et avant les accès, et à défaut 1 gramme de quinine ordinaire.

Dans les accès moins graves, *capsic.* suffira.

Pour atténuer et détruire ensuite l'influence malsaine consécutive de la quinine, il est bon d'employer, en les alternant, *ipeca* et *carbo-veg.*, à titre d'antidotes.—(6 globules de chaque, dans 6 cuillerées d'eau),— alterner de 6 en 6 heures.

J'ai dû donner cet avis,— mais je dois dire aussi et cela sans crainte d'être démenti par l'expérience, que dans la grande majorité des cas d'accès graves, pernicieux, *Bellad.* ou *opium*, ou *veratrum*, ou *métall.*, selon les circonstances fera si lourde pesée sur les symptômes le plus allarmants, que dès après le premier accès, la fièvre deviendra simple et sera à l'abri par conséquent des doses exorbitantes de la quinine.

Il y a quelques précautions de régime à prendre pour assurer l'effet de la médication.— Il faut s'abstenir, pendant tout le traitement, de café, de vinaigre et de citron, à titre d'antidotes de nos médicaments, d'aliments malsains, cochon, veau trop jeune, oies, dindes, patisseries, fruits verts ou secs, sauf le raisin bien mûr, à raison de ce que l'estomac mal disposé pourrait, en subissant une indigestion, remettre tout en question.— Combien de rechûtes graves qui n'ont eu pour prétexte qu'un travail trop pénible imposé avant temps à l'estomac!— Combien d'accès mortels qui n'ont été dûs qu'à cette manie qu'on a de manger et de manger copieusement, alors que les fonctions digestives sont encore paralysées ! Suivre son appétit, ne pas le dépasser, voilà la règle.— En cas de surcharge de l'estomac, trois de nos médicaments peuvent être d'un grand secours :— *Pulsat.*, *carb.-veg.* et *metall, alb.*

Si l'accident prend les proportions d'une indigestion, *pulsat* convient,— contre la surcharge par aliments gras : — 6 globules dans 8 cuillerées d'eau, — une cuillerée de 1/2 en 1/2 heure,—*carb.-veget.*, si surcharge par aliments maigres ; — même préparation, même emploi ; — *metall. alb.* enfin, — remplace avantageusement l'un ou l'autre dans le cas où l'indigestion se caractérise par diarrhée, soif ardente, vomissements, ballonnement de l'estomac, brulement à l'épigastre.—Même préparation — emploi d'heure en heure.

Il faut utiliser ces médicaments aussitôt que le malaise se fait sentir.

§ V

DÉPENSE PRESQUE NULLE

Les boîtes homœopathiques coûtent peu ; — chaque tube renferme environ 200 globules, soit la valeur de 25 potions, il coute 1 fr. Pourvu que les tubes restent bien bouchés, que les boîtes toujours fermées soient mises à l'abri des odeurs et de la lumière, les médicaments ne perdent rien de leurs propriétés et peuvent être utilisés pendant plusieurs années, — de sorte que l'on peut dire qu'un traitement entier même d'une maladie grave ne reviendra pas au prix d'une seule potion de la vieille médecine.

Une observation au sujet de l'eau qui doit servir de *véhicule* au médicament. — Il faut employer habituellement l'*eau distillée*, surtout quand la potion doit durer plusieurs jours et pendant les chaleurs qui hâtent la décomposition de l'eau ; — toutefois on peut la remplacer par de l'eau de pluie conservée cachetée à cet effet, ou au besoin par de l'eau de citerne ou de puits.— L'eau ordinaire se corrompt en 48 heures.— Si on a dû s'en servir, il est prudent de renouveler la potion après ce temps.

(Voir pour les prix des boîtes la note remise par les pharmaciens homœopathes d'Alger.)

§ VI

SUPPRESSION ABSOLUE DE TOUTE AUTRE MÉDICATION

La médication homœopathique suffisant à toutes les indications, exclut nécessairement tout autre moyen. Par ce fait de l'introduction de la méthode nouvelle, est et demeure supprimé tout cet appareil formidable et nauséabond de la médecine dite officielle : saignées, sangsues,

vésicatoires, lavements, potions écœurantes, vo-
mitifs et purgatifs, sétons, cautères,— et le malade remplace toutes ces drogues fatales, toutes
ces barbares opérations— qui, les mêmes depuis
les temps les plus reculés, suffisent à prouver
que la médecine, au rebours de toutes les autres
manifestations de la pensée, n'a pas progressé
d'un pas, — par des médicaments simples, sans
odeur ni saveur, qui ne peuvent, en aucun
cas, produire des accidents d'empoisonnement,
faciles à transporter, inaltérables, applicables
en tout temps, à tous les âges, à toute constitu-
tion. Ils ont encore cet avantage, inappréciable
pour le travailleur, de ne pas lui interdire, sauf
dans les cas de maladies aigües, à l'instar de la
saignée, du vésicatoire et des potions écœurantes, tout travail, soit à titre de distraction,
soit, hélas ! à titre de nécessité.

Les boissons que prescrit l'homœopathie se ré-
duisent à l'eau fraîche pure ou sucrée faible-
ment, la tisane d'orge, l'eau de riz, l'eau albu-
mineuse (un blanc d'œuf battu dans un litre
d'eau sucrée), l'eau panée ou même la bière
trempée d'eau.

Le vin coupé d'au moins moitié d'eau est
permis, pourvu qu'on n'ait pas à employer les
médicaments *Bellad.*, *Nux vomica.*

L'homœopathie tolère, sans les prescrire ja-
mais, les cataplasmes et les lavements simples.

— Les bains ne sont pour elle que des bains; c'est-à-dire le meilleur moyen d'ouvrir les pores de la peau, résultat dont la vitalité intérieure se trouve bien, mais qui, après tout, est seulement de l'hygiène (1).

§ VII

PRÉSERVATION DE LA FIÈVRE INTERMITTENTE

L'homœopathie ne prétend pas seulement aux honneurs de la guérison, elle aborde aussi le problème de la préservation.

L'hygiène est sans doute une bonne chose mais recommandez-en les prescriptions à ceux-là qui n'ont qu'à grand'peine le pain de chaque jour, qui se couchent où, comme et quand ils le peuvent, qui suent des sueurs continuelles sous la rude action du soleil et du travail, sans avoir de flanelles anglaises pour en atténuer le danger ;— qui boivent du vin frelaté quand ils ne sont pas réduits à l'eau saumâtre ; — qui ne s'intéressent guère, comme nos citadins, aux

(1) Je ne croyais pas qu'il dût être essentiel de différencier l'hygiène de la médecine ; mais, à voir l'*Akhbar* insérer dernièrement (août 1860) un article sur la phtisie pulmonaire, sous le titre *Hygiène*, il faut bien croire que la ligne de démarcation n'est pas encore bien tranchée... dans certains esprits.

bucoliques théâtrales, violentes émotions, dit-on, mais ont, pour leur percer le cœur, la pensée de la faim pour le lendemain, si le travail ne les en affranchit pas chaque jour , ou de leur ruine que l'usurier qui attend la récolte leur impose sur papier timbré..... Recommander la saine hygiène à ces parias, à ces damnés de la civilisation! Quelle dérision! Savants, cherchez autre chose, trouvez mieux, si une répartition plus équitable des fruits de la terre doit se faire attendre longtemps' encore...

L'homœopathie qui sait préserver du choléra, qui prévient le mal de mer, qui affranchit de la plupart des terribles maladies du très-jeune âge, les enfants que leurs familles prévoyantes lui confient ; — l'homœopathie indique comme moyens préservateurs deux médicaments : *Metallum album* et *Ipeca*. — Il faut les prendre de la manière suivante : quatre globules du premier à sec sur la langue, au matin ; — huit jours après , quatre globules du second ; — quinze jours après, renouveler une semblable dose du premier ; au bout de la quinzaine, prendre une dose du second ; — puis ensuite, seulement de mois en mois, alterner les deux remèdes pendant la saison fébrigène.

S'il s'agit d'une famille à préserver, on mettra dix globules dans autant de cuillerées d'eau qu'elle compte de membres, et chacun prendra sa cuillerée, en observant pour ce jour-là l'abstinence du café.

Cette méthode a déjà préservé une réunion de soixante-dix hommes qui, pendant toute une saison fiévreuse, ont presque tous échappé à l'influence paludéenne, alors que les années précédentes tous en étaient frappés.

Voilà les résultats auxquels l'homœopathie convie les victimes habituelles du miasme des marais. Plaise à Dieu que les ronces de la calomnie n'étouffent pas le germe de vérité qu'elle sème aujourd'hui !

Alger. — Typographie Dubos.